Anna Rosaria Marcarelli

Evoluzione delle allergie respiratorie

AF144340

Anna Rosaria Marcarelli

Evoluzione delle allergie respiratorie

**Nei soggetti monosensibilizzati in un arco di tempo
di circa dieci anni**

Edizioni Accademiche Italiane

Impressum / Stampa

Bibliografische Information der Deutschen Nationalbibliothek: Die Deutsche Nationalbibliothek verzeichnet diese Publikation in der Deutschen Nationalbibliografie; detaillierte bibliografische Daten sind im Internet über http://dnb.d-nb.de abrufbar.
Alle in diesem Buch genannten Marken und Produktnamen unterliegen warenzeichen-, marken- oder patentrechtlichem Schutz bzw. sind Warenzeichen oder eingetragene Warenzeichen der jeweiligen Inhaber. Die Wiedergabe von Marken, Produktnamen, Gebrauchsnamen, Handelsnamen, Warenbezeichnungen u.s.w. in diesem Werk berechtigt auch ohne besondere Kennzeichnung nicht zu der Annahme, dass solche Namen im Sinne der Warenzeichen- und Markenschutzgesetzgebung als frei zu betrachten wären und daher von jedermann benutzt werden dürften.

Informazione bibliografica pubblicata da Deutsche Nationalbibliothek (Biblioteca Nazionale Tedesca): la Deutsche Nationalbibliothek novera questa pubblicazione su Deutsche Nationalbibliografie. Dati bibliografici più dettagliati sono disponibili in internet al sito web http://dnb.d-nb.de.
Tutti i nomi di marchi e di prodotti riportati in questo libro sono protetti dalla normativa sul diritto d'Autore e dalla normativa a tutela dei marchi. Questi appartengono esclusivamente ai legittimi proprietari. L'uso di nomi di marchi, di nomi di prodotti, di nomi famosi, di nomi commerciali, di descrizioni dei prodotti, ecc. anche se trovati senza un particolare contrassegno in queste pubblicazioni, sono considerati violazione del diritto d'autore e pertanto non possono essere utilizzati da chiunque.

Coverbild / Immagine di copertina: www.ingimage.com

Verlag / Editore:
Edizioni Accademiche Italiane
ist ein Imprint der / è un marchio di
OmniScriptum GmbH & Co. KG
Heinrich-Böcking-Str. 6-8, 66121 Saarbrücken, Deutschland / Germania
Email / Posta Elettronica: info@edizioni-ai.com

Herstellung: siehe letzte Seite /
Pubblicato: vedi ultima pagina
ISBN: 978-3-639-77554-9

Zugl. / Approved by: Parma, Università degli Studi di Parma, 2008

INDICE

Cap.1.

ALLERGOPATIE RESPIRATORIE DA ALLERGENI DA INALAZIONE   2

    1.1.EPIDEMIOLOGIA   4

    1.2.EZIOLOGIA   6

        1.2.1 Ruolo dei fattori ambientali   8

    1.3. PATOGENESI   11

    1.4. CLINICA   13

        1.4.1. Rinite   13

        1.4.2. Congiuntivite   15

        1.4.3. Asma bronchiale   16

        1.4.4. Pollinosi   18

    1.5. DIAGNOSI   22

    1.6. TERAPIA   27

        1.6.1. Prevenzione   28

        1.6.2. Immunoterapia specifica (ITS)   31

        1.6.3- Terapia farmacologia   33

Cap.2. RAZIONALE DELLO STUDIO   35

Cap.3. MATERIALI E METODI   37

Cap.4. RISULTATI   39

Cap.5. DISCUSSIONE   45

TABELLE E FIGURE   50

BIBLIOGRAFIA   60

Cap.1.

ALLERGOPATIE RESPIRATORIE

DA ALLERGENI DA INALAZIONE

Le allergopatie respiratorie (rinite allergica ed asma bronchiale) sono le forme più frequenti fra tutte le malattie allergiche. Le manifestazioni a carico dell'apparato respiratorio sono sostenute da allergeni aerosolizzati nell'aria. Tali allergeni non sono in genere attivi sull'apparato cutaneo mentre lo sono sulle mucose esposte delle vie respiratorie e delle congiuntive. Le particelle aerosolizzate hanno una capacità di penetrazione nelle vie aeree che dipende dal loro Diametro Aerodinamico Mediano di Massa (MMAD) e possono raggiungere le vie aeree inferiori se presentano un diametro inferiore a 5mm; tanto più si riducono le loro dimensioni tanto maggiore è la possibilità di raggiungere le parti più periferiche delle vie bronchiali.

Le patologie corrispondenti sono quindi rappresentate dalla congiuntivite, dalla rinite e dall'asma bronchiale allergiche. Le vie aeree superiori ed inferiori sono caratterizzate non solo da una unità funzionale ma anche anatomica, hanno in comune il rivestimento di epitelio colonnare ciliato con ghiandole mucipare, vascolarizzazione e innervazione. Dal punto di vista patofisiologico, entrambe, l'asma e la rinite allergica, manifestano una simile risposta infiammatoria acuta caratterizzata da vasodilatazione con incremento della permeabilità vascolare e produzione di muco, e condividono simili caratteristiche   dell'infiammazione cronica che comprende l'infiltrazione di leucociti, il reclutamento degli eosinofili, linfociti, macrofagi, mast cellule, citochine, leucotrieni e altri mediatori dell'infiammazione. Ciò contribuisce a comprendere perché le vie aeree debbano essere considerate nella loro unitarietà, anche dal punto di vista patologico, secondo il concetto "one airway, one disease" (unica via aerea, unica patologia). L'infiammazione a carico dei tessuti rappresenta il processo patogenetico comune a tutte le reazioni allergiche che interessano le mucose esposte agli allergeni aerodiffusi. Un processo infiammatorio iniziato a livello nasale, come si verifica nel caso della rinite allergica, può propagarsi alle vie respiratorie inferiori, con modalità diverse:

a)   possibile diffusione dell'allergene al distretto inferiore delle vie respiratorie e conseguente interazione con le IgE adese alla superficie dei mastociti localizzati nella sottomucosa;

b)   induzione di iperreattività bronchiale, da alterato condizionamento dell'aria inspirata a causa della respirazione effettuata escludendo la via nasale;

c)   rilascio nella fase tardiva della reazione allergica di mediatori chimici che svolgono un'azione indirizzata anche alle vie aeree distali con un meccanismo diretto (rilascio di mediatori chimici attivi sulla muscolatura bronchiale) ed uno indiretto (richiamo a livello bronchiale di linfociti Th2, di basofili e di eosinofili), con rilascio locale di mediatori chimici dotati di potente azione proflogistica. Le mast cellule e gli eosinofili giocano un ruolo importante in entrambe, rinite e asma, infatti è stata documentata la presenza di eosinofili nelle vie aeree superiori di asmatici senza

3

sintomi nasali e nelle vie aeree inferiori di pazienti con rinite allergica senza segni di asma o di iperreattività bronchiale.

L'effetto "priming", esplicatosi a livello nasale e bronchiale, porta al progressivo perdurare della sintomatologia rinitica, e poi ad una crescente condizione di iperreattività bronchiale, con incremento della sintomatologia asmatica, a conferma del ruolo particolare della flogosi, come elemento patogenetico fondamentale, in tutti i distretti delle vie respiratorie, per tutte le reazioni allergiche, indipendentemente dall'agente eziologico che lo ha innescato.

1.1. EPIDEMIOLOGIA

Nella maggior parte dei paesi occidentali la prevalenza delle malattie allergiche respiratorie è elevata ed in costante aumento.

Da rilievi effettuati dall'ECRHS (European Community Respiratory Health Survey) risulta che IgE specifiche per allergeni di pollini di graminacee si trovano nell'8-35% dei giovani adulti nei paesi della Comunità Europea (1).

Lo studio ISAAC (International Study of Asthma and Allergies in Childhood) sulla prevalenza delle malattie allergiche nei bambini in diversi stati del mondo ha evidenziato una prevalenza di malattie allergiche:

-       superiore al 20% negli Stati uniti d'America, in Australia, Nuova Zelanda, Gran Bretagna e Scandinavia

-       tra il 10 e il 20% in Europa occidentale e mediterranea (Italia, Francia, Spagna e Portogallo), nell'America del Sud e in Giappone

-       inferiore al 10% nell'Europa Centro Orientale e Balcanica, in alcune aree del

Nord America, dell' Africa e dell'Oriente (India, Cina e Indonesia). (2).

Le malattie allergiche risultano essere un retaggio degli strati sociali più benestanti,

più evoluti e con relativamente agiate abitudini di vita ove prevalgono strutture

familiari con, solitamente, figli unici, e condizioni igieniche molto curate e in un

ambiente di vita molto confortevole, in residenze e località prevalentemente

urbane.(3).

Esiste sicuramente una correlazione tra grado di esposizione allergenica e sviluppo di

sensibilizzazione. La comparsa dell'allergia può essere ricondotta a diversi eventi; su

una predisposizione genetica possono interferire: l'esposizione discontinua o ad

elevate concentrazioni di allergeni o ad allergeni dapprima sconosciuti; l'aumento di

fattori favorenti quali inquinamento atmosferico outdoor o quello indoor;

diminuzione di alcuni processi infettivi: nelle popolazioni con stile di vita

occidentale, il ridotto contatto con agenti infettivi nei primi anni di vita sarebbe alla

base dell'incremento delle allergie. *L'ipotesi igienica* ha sottolineato l'importanza

della riduzione di chellenge infettivi durante la prima infanzia nell'orientare il

sistema immunitario verso un fenotipo Th2 e particolare interesse sembrano avere le

infezioni oro-fecali. Anche il miglioramento delle condizioni socio economiche, con

maggiore presenza nelle abitazioni di animali domestici e oggetti di arredamento

quali tappeti, moquettes e tappezzeria, potrebbe aver in parte contribuito

all'incremento di allergopatie. Ulteriori dati evidenziano che soggetti che emigrano

da paesi in via di sviluppo in nazioni industrializzate vanno incontro ad un netto aumento delle sensibilizzazioni per allergeni inalanti. La predisposizione genetica è quindi un fattore necessario, ma non sufficiente, per la comparsa di allergie e l'esposizione a determinate condizioni ambientali rappresenta l'elemento chiave che innesca la patologia. (4).

1.2. EZIOLOGIA

Vengono denominate allergeni tutte le sostanze capaci di produrre nell'organismo ad esse sensibilizzato una reazione allergica, più specificatamente, danno luogo ad una reazione IgE mediata. Gli allergeni da inalazione sono rappresentati da pollini (di piante erbacee ed arboree), Dermatofagoidi ed altri parassiti presenti nelle polveri ambientali (scarafaggi, etc.), derivati di origine animale (forfore, peli, etc., del gatto, del cane, del cavallo, etc.), spore fungine; più raramente, anche alcuni farmaci possono raggiungere l'organismo per via inalatoria, ad esempio in caso di somministrazione per via aerosolica, ed anche alcune proteine alimentari, inalate durante la cottura dei cibi o durante la lavorazione industriale degli alimenti.

Questi allergeni danno luogo, nella grandissima maggioranza dei casi, a manifestazioni cliniche a carico delle vie respiratorie (soprattutto rinite allergica ed asma bronchiale), che costituiscono almeno i 2/3 di tutte le sindromi allergiche, mentre più raramente producono manifestazioni a carico di altri organi o apparati.

Per quanto riguarda la struttura chimica degli allergeni, questi possono essere di natura proteica (antigeni completi) o non proteica, in quest'ultimo caso si comportano da antigeni incompleti o apteni che acquistano potere antigenico coniugandosi con una proteina che li supporta, detta carrier che ha la funzione di favorire la sensibilizzazione. Una volta che questa si è prodotta, in seguito ad una nuova esposizione, il solo aptene è in grado di indurre una risposta immunitaria specifica. Spesso le caratteristiche allergeniche sono legate ad un gruppo determinante allergenico (epitopo) della molecola. Può esserci una **monosensibilizzazione**, ad un solo allergene, ad esempio agli acari della polvere, o ad una sola famiglia di pollini; in altri casi, invece, può verificarsi una vera e propria *allergia multipla*, da **polisensibilizzazione** ad allergeni diversi, che può dar luogo ad un'unica manifestazione clinica ovvero a quadri clinici diversi. In altri casi, infine, si possono avere fenomeni di **cross-reattività** tra sostanze diverse, che hanno in comune lo stesso determinante antigenico. Un soggetto allergico ad una sostanza che contiene un certo determinante antigenico è potenzialmente allergico ad altre sostanze che contengono lo stesso determinante.

Per quanto riguarda i pollini esiste una notevole cross-reattività tra allergeni pollinici di specie diverse della stessa famiglia ed una parziale cross-reattività tra pollini ed alimenti vegetali. Il soggetto allergico ai pollini che viene in contatto con frutta e verdura fresche, alimenti cross-reattivi, può andare incontro ad una sindrome orale allergica (OAS) con manifestazioni cliniche di prurito al palato, edema delle labbra e fenomeni flogistici a livello del cavo orale. La percentuale di soggetti adulti affetti da pollinosi che presentano OAS, dopo ingestione di frutta o vegetali, varia dal 20 al 40%. (5).

1.2.1 Ruolo dei fattori ambientali

E' particolarmente rilevante, al momento attuale, il ruolo dei fattori ambientali come fattori predisponenti alle allergopatie respiratorie, rappresentati dagli inquinanti atmosferici *"outdoor"*, soprattutto per quanto riguarda i grandi insediamenti urbani e le aree di più intenso traffico autoveicolare, in cui sono spesso presenti anche le emissioni derivanti da attività industriali. Fra i principali inquinanti dell'aria urbana possiamo considerare gli ossidi di zolfo (in particolare SO2), di azoto e ozono, le particelle sospese totali (PST), espresse comunemente come PM10 e PM2.5, il particolato da nafta incombusta, il monossido di carbonio (CO) e le particelle paucimicroniche trasportatrici di allergeni.

Buona parte del particolato derivante dal traffico autoveicolare è rappresentata da particelle (DEP: articolato esausto diesel) di varie dimensioni, fini (2,5-0,1 mcm) o ultrafini (< 0,1 mcm) che fanno da supporto ad idrocarburi emessi con i gas di scarico. In generale, gli effetti di tali inquinanti sulla funzione polmonare dipendono dalla loro concentrazione, dalla durata dell'esposizione e dalla ventilazione totale del soggetto esposto. Studi recenti hanno consentito di evidenziare l'esistenza di una correlazione tra inquinamento atmosferico ed allergia ai pollini:

- interazione tra agenti dell'inquinamento atmosferico e pollini, aumentando l'allergenicità di questi ultimi
- effetto adiuvante immunologico con sensbilizzazione allergica ed incremento della sintesi di IgE negli atopici
- effetti flogistici dei pollutanti sulle mucose delle vie aeree con facilitata

penetrazione degli allergeni.

Inoltre è importante ricordare che la risposta individuale all'esposizione ambientale dipende non solo dal tipo di inquinante atmosferico ma anche dalle condizioni metereologiche.

Una riduzione della temperatura atmosferica rappresenta un fattore aggravante la patologia asmatica, in particolare è importante il ruolo giocato dall'umidità che influenza i livelli di aeroallergeni nell'atmosfera; la bassa umidità favorisce il rilascio di pollini invece un tasso di umidità alto determina una ridotta concentrazione pollinica, contrariamente a quanto avviene per le spore, il cui rilascio è favorito da alti livelli di umidità. Il temporale è un evento climatico estremo che, se insorge durante la stagione pollinica, può portare ad un peggioramento della sintomatologia asmatica, infatti può determinare la rottura dei granuli pollinici per shock osmotico con frammentazione delle loro componenti citoplasmatiche che vengono quindi disperse in atmosfera.

Gli inquinanti a livello delle vie aeree possono ridurre la clearance mucociliare, aumentare lo stress ossidativo e stimolare la produzione di citochine proinfiammatorie. Inoltre gli inquinanti, soprattutto il DEP, aderendo alla superficie dei granuli pollinici e delle componenti paucimicroniche aerotrasportate potrebbero potenziarne le proprietà allergeniche-antigeniche e quindi il polline costituisce un buon modello per lo studio dell'interazione tra inquinamento atmosferico e malattie respiratorie (6).

Negli ultimi decenni si è poi aggravato il problema dell' inquinamento *"indoor"* in ambienti chiusi (microambienti: abitazioni, uffici, luoghi di ritrovo e di lavoro), dovuto a numerose sorgenti inquinanti dotate di azione tossica o irritante, che si segnalano frequentemente per la loro presenza in concentrazioni superiori alla soglia consigliata, tra queste ricordiamo sostanze di natura chimica, organica (idrocarburi aromatici policiclici e composti organici volatili rappresentati da solventi e fumi) ed inorganica (ossidi di zolfo, di carbonio, di azoto ed i composti liberati dalle materie plastiche); di natura fisica: radiazioni ionizzanti (radon), e non ionizzanti (elettromagnetiche da infrarossi o ultravioletti) e di natura biologica: virus, miceti, acari, pollini, vari allergeni di origine animale o vegetale. Il fumo di tabacco rappresenta spesso la causa più significativa di inquinamento indoor in quanto apporta idrocarburi aromatici policiclici, nicotina, acroleina, ossido di carbonio.

Altre sorgenti di inquinamento sono rappresentate da impianti di riscaldamento, da apparecchi e sorgenti di calore utilizzati per la cottura dei cibi; da elettrodomestici di varia tipologia; da mobili e arredi in genere, da prodotti utilizzati per l'igiene e per l'abbellimento della casa (vernici, appretti, cere, detergenti, etc.) o per l'igiene personale (deodoranti, cosmetici) e, infine, da impianti di ventilazione e condizionamento ambientale.

L'esposizione agli inquinanti realizza un effetto *"priming"* per cui ripetute esposizioni a stimoli flogogeni causano progressivo perdurare della sintomatologia rinitica e possibile estensione della iperreattività a livello bronchiale.

In conclusione il danno e la peggiorata attività di depurazione delle vie aeree dovuta agli inquinanti potrebbero facilitare la presentazione e l'accesso degli allergeni inalanti verso le cellule del sistema immunitario, inducendo sensibilizzazione allergica delle vie aeree in soggetti geneticamente predisposti.

1.3. PATOGENESI

La stimolazione da parte di allergeni nei soggetti atopici determina l'aumento, continuo e persistente, della produzione di anticorpi della classe IgE.

In seguito a stimolazioni allergeniche negli atopici, si sviluppa una risposta immnologica mediata da linfociti T helper con profilo funzionale Th2, secernenti particolari citochine interleuchine (IL) come IL-4, IL-5 e IL-13, nei non atopici invece la risposta è mediata da linfociti con profilo funzionale di tipo Th1, capaci di produrre citochine diverse come INF-γ e IL-2 e non porta alla sintesi di IgE.

Le cellule T helper sviluppano un profilo citochinico di tipo Th1 o Th2 in base a fattori genetici, ma anche ambientali, con la dose dell'antigene sensibilizzante e la presenza di citochine nel microambiente (7).

Nel tessuto linfoide la presenza di IL-4 e IL-13 favorisce la differenziazione delle cellule Th2, mentre la presenza di IL-12 e INF-γ la inibisce.

Nel feto la risposta immunologica è orientata verso il fenotipo Th2 per la produzione di IL-4 da parte di amnios e placenta. Nel successivo sviluppo, se il soggetto non è geneticamente predisposto, la risposta immunitaria si sposta verso il fenotipo Th1. Questo tipo di risposta è favorita da infezioni precoci nell'infanzia, e in particolare dal contatto con i lipopolisaccaridi delle membrane di cellule batteriche poiché i macrofagi che fagocitano tali sostanze secernono citochine come IL-12, capace di orientare la risposta imunologica verso il tipo Th1.

Negli atopici i linfociti Th2 cooperano con i linfociti B stimolandone la produzione di IgE che si legano ai recettori presenti sulla superficie cellulare dei mastociti.

La successiva interazione allergene-IgE a livello del mastocita provoca una serie di reazioni che determinano la liberazione di mediatori chimici preformati, come istamina triptasi ecc., responsabili della reazione allergica immediata. L'attivazione del mastocita provoca la sintesi di altri mediatori quali leucotrieni, prostaglandine, PAF e di citochine IL-5, IL-4, IL-6, IL-8 e TNFα con conseguente amplificazione della risposta Th2 e richiamo di cellule effettrici secondarie con gli eventi biologici conseguenti. Questi perpetuano la flogosi allergica (fase tardiva), incremento di espressione di molecole di adesione endoteliali, rallentamento del flusso sanguigno, aumento di permeabilità e fuoriuscita dai vasi di cellule infiammatorie. Nella flogosi allergica le cellule che rivestono un ruolo importante sono gli eosinofili. L'IL-5 aumenta l'attivazione e la sopravvivenza degli eosinofili.

Se lo stimolo allergenico è singolo e limitato nel tempo, la flogosi si esaurisce in 48-72 ore, se invece l'esposizione è prolungata si ha il persistere di una infiammazione cronica.

In pazienti con rinite e asma allergico persistente l'entità dell'esposizione allergenica può variare nel corso dell'anno e vi possono essere periodi di scarsa esposizione. In tali periodi, anche se asintomatici, i pazienti possono presentare una flogosi dimostrabile (flogosi minima persistente).

Nelle vie aeree la flogosi allergica cronica determina un danno tissutale che porta al *rimodellamento* caratterizzato da deposizione di collagene sotto la membrana basale.

Le vie aeree superiori e inferiori negli allergici sono affette da un processo infiammatorio comune e probabilmente evolutivo che può essere sostenuto ed amplificato da meccanismi interconnessi e che ci fa comprendere perché l'asma e la rinite sono frequentemente associate nello stesso paziente. La rinite costituisce un fattore di rischio per l'asma e molti pazienti con rinite allergica hanno iperreattività bronchiale non specifica.

1.4. CLINICA

Si definisce "marcia allergica" la storia naturale dell'atopia caratterizzata dal coinvolgimento progressivo di diversi organi bersaglio con il progredire degli anni. La marcia allergica generalmente segue un percorso ben definito che inizia precocemente, anche nei primi mesi di vita, a livello cutaneo con la dermatite atopica, e talvolta a livello gastrointestinale, per poi interessare l'apparato respiratorio con manifestazioni rinitiche e poi asmatiche. Altro elemento fondamentale è la sensibilizzazione agli allergeni e l'aumento del numero delle sensibilizzazioni che tende ad incrementarsi con l'età.

Recentemente sono state pubblicate linee guida per la gestione dell'asma bronchiale (8), della rinite allergica e del suo impatto sull'asma (9).

1.4.1. Rinite allergica

E' definita clinicamente come un disturbo sintomatico nasale sostenuto da una infiammazione IgE-mediata della mucosa nasale che fa seguito all'esposizione ad un allergene. I sintomi di rinite allergica sono rappresentati da rinorrea (generalmente assente nella prima infanzia), ostruzione nasale e starnutazione (a salve), accompagnata da senso di prurito al naso (a volte anche a palato ed alle orecchie), indipendentemente da raffreddamento o da infezioni delle vie respiratorie superiori. Lo stato infiammatorio, se protratto nel tempo, può rendersi responsabile di un'associata condizione di iperreattività nasale, per cui anche stimoli diversi dagli allergeni possono scatenare la comparsa della sintomatologia rinitica. Tale rinite veniva precedentemente classificata in *stagionale e perenne* in base alla durata ed al tipo di esposizione, mentre la nuova classificazione si basa sui sintomi e sui parametri della qualità della vita e distingue il disturbo in *"intermittente" o " persistente"* in base alla durata , e in una forma *"lieve"* o *"moderata-severa"* in base alla severità.

Alla rinite allergica deve essere riservata particolare attenzione. Essa, infatti, rappresenta un disturbo respiratorio cronico definibile come *"maggiore"* in quanto:

- caratterizzato da elevata prevalenza;

- dotato di notevole impatto sulla qualità della vita;

- causa di ridotto rendimento scolastico e lavorativo;

- spesso associato ad asma bronchiale;

- frequente causa di complicanze o comorbilità;

- avente costi sociali ed economici elevati.

L'infiammazione allergica non sempre si limita alle vie aeree nasali pertanto si è riscontrato che nel 70-80% dei pazienti con asma è presente rinite, mentre il 20-40%

14

dei rinitici soffre di asma. La rinite allergica è presente in 1/3 dei casi di sinusite cronica pertanto, spesso si utilizza il termine di rinosinusite. In oltre la metà dei bambini affetti da rinite allergica cronica si possono riscontrare alterazioni radiologiche dei seni paranasali, una frequenza così elevata è attribuibile alle ridotte dimensioni delle strutture anatomiche, alla maggiore frequenza di infezioni delle vie aeree superiori e alla maggiore esposizione ad allergeni perenni. Altre patologie che sembrano correlate sono la poliposi nasale e l'otite media. (10).

E' auspicabile che, come raccomandato dal documento ARIA, i pazienti con rinite persistente siano attentamente valutati per l'asma, e che nei pazienti asmatici sia eseguito l'esame delle vie aeree superiori. Quando rinite e asma coesistono è necessaria una strategia terapeutica combinata che consenta il controllo contemporaneo delle due patologie.

1.4.2.Congiuntivite

L'occhio rappresenta un sito frequentemente coinvolto dalle reazioni allergiche. Il termine di congiuntivite allergica si riferisce ad una serie di disordini che interessano la palpebra, la congiuntiva e/o la cornea. Spesso si riscontra in associazione con la rinite per cui viene definita come oculorinite o rinocongiuntivite. Il quadro clinico è caratterizzato da prurito (talora seguito da bruciore, con sensazione di presenza di corpo estraneo), lacrimazione e fotofobia; la mucosa congiuntivale appare edematosa ed iperemica, si nota gonfiore delle palpebre, di entità variabile, a causa dell'edema tissutale. I soggetti residenti nelle aree urbane caratterizzate da elevato inquinamento atmosferico, manifestano più frequentemente la congiuntivite rispetto ai soggetti residenti nelle aree rurali. Nel liquido lacrimale, oltre a livelli elevati di IgE totali, si riscontrano anche IgE specifiche nei confronti di vari allergeni. Ricordiamo due forme di congiuntiviti allergiche croniche, una cheratocongiuntivite Vernal (VKC) che si manifesta soprattutto in soggetti di giovane età, solitamente non prima dei tre anni e che tende a risolversi spontaneamente dopo la pubertà. Vernal significa letteralmente "primaverile", termine che indica il momento della riacutizzazione clinica, è diffusa nelle aree a clima caldo e temperato, la sintomatologia inizia in primavera con esacerbazioni in estate e tendenza alla remissione in autunno-inverno. E' caratterizzata da fotofobia intensa, estremo prurito con abrasioni ed ulcere corneali. Ricordiamo inoltre anche la cheratocongiuntivite atopica (AKC) dell'adulto nella quale sono spesso coinvolte, oltre alla congiuntiva e alla cornea, alcune strutture oculari esterne come le palpebre o la cute periorbitaria. (11).

1.4.3. Asma bronchiale

L'asma è una malattia cronica delle vie aeree che si manifesta clinicamente con sintomi tipici ed alterazioni funzionali respiratorie ben definite. E' caratterizzata da:

-episodi ricorrenti di dispnea, respiro sibilante,tosse , senso di costrizione toracica

-ostruzione bronchiale (di solito reversibile spontaneamente o dopo trattamento farmacologico)

-iperreattività bronchiale

-infiltrazione di cellule infiammatorie, rilascio di mediatori e rimodellamento strutturale delle vie aeree.

Come riportato nella definizione, l'asma bronchiale è caratterizzata da una condizione di iperreattività bronchiale, che rappresenta l'alterazione fondamentale responsabile della risposta broncospastica in seguito a stimoli non allergenici, di natura fisica o chimica ed è presente anche quando la classica sintomatologia asmatica è risolta, in quanto è espressione di una condizione di *"flogosi minima persistente"*, risultante dell'azione di stimoli successivi a cui un soggetto è spontaneamente esposto nella quotidianità. (12). L'accesso asmatico rappresenta la via finale reattiva ad una serie di stimoli diversi per natura, origine e tempi d'azione, che possono agire talora in modo transitorio od addirittura sporadico, talora in modo persistente e perenne. Inoltre subentra un accelerato declino della funzionalità respiratoria che può evolvere, in alcuni casi, in una ostruzione irreversibile delle vie respiratorie. L'intensità dei sintomi clinici varia in rapporto all'entità dell'ostruzione bronchiale ed al grado della sua percezione da parte del paziente. I fattori di rischio per lo sviluppo della malattia sono distinti in fattori individuali, che predispongono il soggetto all'asma e fattori ambientali che possono iniziare la malattia nei soggetti predisposti o indurre una riacutizzazione o crisi asmatica nei soggetti già malati.

La diagnosi di asma bronchiale è relativamente facile, combinando i sintomi del paziente, i fattori di rischio (la familiarità allergica e la storia pregressa di malattie allergiche), e le alterazioni funzionali che dimostrino la presenza di ostruzione bronchiale reversibile e/o ampiamente variabile nel tempo o, in assenza di ciò, di iperreattività bronchiale. Prevede l'esecuzione di spirometria con test di reversibilità con broncodilatatore ed eventuale test per evidenziare la broncoreattività aspecifica.

La misurazione del picco di flusso espiratorio (PEF) può essere importante per il monitoraggio dell'asma.

La classificazione dell'asma (8) tiene conto della frequenza dei sintomi, della presenza di sintomi notturni e del grado di ostruzione e distingue l'asma in intermittente e persistente di grado lieve, moderato o grave (Tabella 2).

1.4.4. Pollinosi

Facendo riferimento alla più recente classificazione della rinite allergica (9), fra le forme di rinite allergica *"intermittente"* potrebbe essere inserita la rinite allergica a pollini, anche se il limite temporale di 4 settimane, indicato per distinguere le forme *"intermittenti"* dalle *"perenni"*, sembra essere troppo breve per comprendere la maggior parte delle *"riniti stagionali"*.

La pollinosi costituisce con la sua tipica ricorrenza stagionale il prototipo delle manifestazioni allergiche mediate dagli anticorpi IgE. Con questo termine si intende fare riferimento alla patologia allergica stagionale in passato etichettata come *"hay fever"* (febbre da fieno), oggi definibile come il complesso delle manifestazioni cliniche (oculari, nasali e bronchiali) che si presentano con periodicità stagionale in soggetti divenuti specificamente sensibili ai pollini di determinate famiglie di erbe o alberi. La sua comparsa viene indotta e stimolata dagli allergeni liberati da granuli pollinici di talune piante che hanno peculiari caratteristiche: sono abbondantemente diffuse sul territorio, il polline è dotato di proteine allergeniche, inoltre il polline ha notevoli doti di galleggiamento aereo per cui, trasportato dalle correnti aeree, riesce a viaggiare anche per molti chilometri potendosi depositare anche molto lontano dalla pianta che lo ha prodotto. Tra queste, al primo posto come causa di pollinosi in Italia, troviamo le Graminacee (mazzolina, codolina, gramigna dei prati,ecc.) che impollinano prevaletemente in Primavera. In Italia meridionale un'erba altamente allergenica è la Parietaria, che cresce soprattutto nelle zone costiere. Potere allergenico hanno anche le Composite (Ambrosia e Assenzio) che impollinano durante la stagione tardo-estiva autunnale. Tra gli alberi, ricordiamo le betullacee, le cupressacee, le oleacee la cui fioritura è a fine inverno-inizio primavera. La liberazione del polline dalla pianta inizia in genere alle prime ore del giorno, tende a salire in atmosfera in concomitanza con le ore calde del mattino per poi ricadere nelle ore pomeridiane. L'esordio della reazione allergica interessa solitamente le congiuntive o le vie nasali, in quanto non sono protette da un filtro difensivo e, successivamente, si verifica l'estensione alle vie bronchiali. La diagnosi si basa sul riscontro dei segni tipici della rinite allergica, con starnutazione a salve, rinorrea e ostruzione nasale, il coinvolgimento della congiuntiva è costante e, oltre alla lacrimazione, si riscontra edema della congiuntiva. La presenza di vellicchio al faringe, con tosse secca, stizzosa, rappresenta il segno caratteristico del coinvolgimento delle vie bronchiali e quindi la possibilità che si manifesti la classica sintomatologia dell'asma bronchiale.

Contrariamente a quanto si potrebbe erroneamente supporre, sin dal 1873 Charles Blackley evidenziò che le manifestazioni della pollinosi non sono di più frequente riscontro fra i lavoratori agricoli, ma fra i soggetti appartenenti alle classi sociali più elevate e dotati di maggiore cultura; egli previde anche che con il progredire dell'educazione e dello sviluppo sociale la diffusione della malattia avrebbe avuto un ulteriore incremento. Nell'atmosfera italiana si possono identificare oltre 80 pollini, appartenenti a 50 famiglie. Alcuni sono presenti in quantità veramente elevata, mentre altri si trovano in quantità estremamente bassa; naturalmente non tutti sono in grado di dare allergie, ma occorre che essi contengano determinati antigeni e che siano presenti in atmosfera in quantità elevata.

In Italia, come in tutto il bacino del Mediterraneo, la vegetazione è dominata da alberi sempreverdi, arbusti, cespugli, ed erbe perenni rizomatose, tutte piante che possono sopravvivere bene ad estati lunghe, calde e siccitose. Così i pollini più diffusi in atmosfera sono quelli liberati da alberi appartenenti a Cupressacee, Fagacee, Oleacee e Pinacee e da erbe delle Urticacee e Graminacee. Ma non bisogna dimenticare che l'Italia presenta numerose situazioni climatiche con vegetazione di tipo centro-europeo ricca di specie non termofile e appartenenti soprattutto a Betulacee, Corylacee, Salicacee, Composite ed altre.

Nuove piante vengono introdotte e diffuse sul nostro territorio a scopo ornamentale, ma anche in seguito a programmi di rimboschimento o di miglioramento della produzione agraria. Molte specie possono essere introdotte anche in maniera accidentale, importate come infestanti di sementi o diffuse in seguito all'abbandono di terreni o lavori di sbancamento, consentendo a tante piante ruderali di trovare nuovi habitat adatti al loro sviluppo e di colonizzare così aree sempre più estese.

Mentre per le piante che fioriscono in inverno e inizio primavera la maggiore influenza sul momento della fioritura è quella esercitata dalla temperatura, per le tardo-primaverili c'è l'influenza sinergica della temperatura e delle ore di luce giornaliere e per le specie tardo-estive l'inizio della pollinazione dipende soprattutto dalla durata della luce quotidiana.

Si calcola che in Italia almeno il 7-8% della popolazione presenti manifestazioni cliniche di pollinosi. Essa è più frequente nella seconda e terza decade di vita. A riguardo non sembrano esserci differenze significative tra i due sessi.

La produzione annuale di polline mostra una grande fluttuazione ma, sebbene ci sia una notevole variabilità fra le specie, la maggior parte delle piante anemofile ne rilascia sempre grandi quantità: alberi come la betulla ne liberano alcune decine di miliardi e una singola infiorescenza di Graminacea una decina di milioni.

Da un punto di vista allergologico è inoltre importante considerare il rilascio in atmosfera di allergeni pollinici non legati a pollini, ma a piccole particelle inalabili che vengono monitorate anche quando i pollini sono presenti in concentrazione molto bassa o addirittura assenti.

Numerose sono le prove che avvalorano l'ipotesi che gli allergeni pollinici si trovano in atmosfera anche nella frazione submicronica dell'aerosol, quella cioè con un diametro inferiore a 10 μm. Il polline, una volta sedimentato, rilascia in presenza di umidità i suoi allergeni che poi, quando l'aria è asciutta, diventano facilmente aerodiffusi.

Molte piante (di pioppo, oleandro, cotone o tarassaco) ricorrono a formazioni macroscopiche di peluriato per affidare al vento la dispersione di piccoli frutti e semi.

Normalmente le dimensioni di queste entità fluttuanti in atmosfera sono elevate, da 0,5 mm ad alcuni mm, e quindi non sono in grado di penetrare nelle vie aeree.

Spesso, comunque, durante la primavera si ha l'impressione che questa peluria macroscopica fluttuante nell'aria, come nel caso del pioppo in maggio, possa determinare una sintomatologia allergica con interessamento sia delle congiuntive sia delle mucose delle prime vie aeree, ma l'ipotesi più verosimile è che queste lanuggini rappresentino solo un fattore aggravante di una risposta allergica, dovuta alla contemporanea presenza dell'invisibile polline di piante allergeniche.

Ampie differenze nella distribuzione regionale delle cutipositività a pollini e nella stagionalità delle manifestazioni cliniche sono attribuibili alla diversa diffusione della vegetazione riscontrabile nelle varie aree climatiche che caratterizzano il nostro Paese.

In Italia si è verificato negli ultimi anni un significativo incremento di sensibilizzazioni verso pollini (*"pollini emergenti"*) per i quali in passato le osservazioni erano scarse.

1.5. DIAGNOSI

L'iter diagnostico si basa sulla

a) *Anamnesi*

L'importanza della anamnesi è fondamentale nelle allergopatie in cui l'obiettività può risultare del tutto negativa al momento della osservazione clinica poiché si tratta spesso di manifestazioni che compaiono con carattere di accessionalità. L'anamnesi familiare è di notevole interesse per valutare l'eventuale presenza di una predisposizione ereditaria. L'interesse maggiore deve essere concentrato sulla anamnesi patologica prossima cioè sui dati relativi alla sindrome in atto, della quale devono essere specificati tutti gli aspetti principali (epoca di insorgenza e caratteristiche del primo episodio morboso, decorso clinico, periodicità, associazioni con altre patologie e precedenti terapie). Deve essere stabilito se vi siano influenze di vari fattori sulla sintomatologia clinica (cambiamenti di clima, temperatura, umidità, inalazione di polveri o di altre sostanze irritanti).

Fra i sintomi principali della *rinite,* la starnutazione rappresenta il segno più frequente nelle forme stagionali, mentre l'ostruzione nasale è più facilmente riscontrabile nelle forme perenni. Fra i sintomi collaterali, che sono significativi in quanto espressione della compartecipazione di altri organi od apparati, l'associazione con la congiuntivite è più frequente nella rinite stagionale; al contrario l'interessamento dei bronchi è più facilmente riscontrabile nelle riniti ad andamento perenne o misto.

b) Esame obiettivo

Durante la fase sintomatica dell'*asma* si apprezza ridotta mobilità del torace, con atteggiamento in iperepansione, a cui corrisponde, alla percussione, il riscontro di iperfonesi di grado variabile, in rapporto alla gravità dell'ostruzione. Solitamente è soprattutto l'ascoltazione a fornire il reperto più caratteristico, consistente nel riscontro di ronchi e sibili (particolarmente espiratori), a cui però si associano molto frequentemente rumori umidi da ipersecrezione bronchiale. Si deve inoltre ricordare che l'andamento episodico della sintomatologia condiziona l'obiettività, che può risultare negativa quando l'osservazione del paziente avviene in periodo intervallare, non sintomatico.

Il respiro sibilante compare quando l'ostruzione interessa le vie aeree di calibro maggiore. Le vie aeree distali polmonari, essendo caratterizzate da un calibro inferiore ai 2 mm, costituiscono una zona *"silente"* dal punto di vista ascoltatorio, in quanto il passaggio dell'aria attraverso vie di calibro così ridotto non produce turbolenze tali da essere percettibili dall'udito. La responsabilità dell'alterazione funzionale che si riscontra nelle vie aeree distali è attribuibile ad un aumento della flogosi nella stessa sede.

Ad ogni età la comparsa di tosse notturna ricorrente porta a formulare il sospetto di asma ed assume un significato probante la risposta alla terapia con broncodilatatori e cortisonici; in età scolare può essere di molto aiuto il riscontro dei segni di iperreattività bronchiale, soprattutto quelli stimolati dall'attività fisica (gioco, sport). Il problema deve essere affrontato con molta prudenza e senso di responsabilità, essendo consapevoli che la mancata identificazione di "asma" porta a non applicare il trattamento terapeutico indicato nelle linee-guida e quindi a non contrastare la flogosi cronica che rappresenta il processo patogenetico fondamentale nell'asma bronchiale.

Si deve inoltre ricordare che la comparsa di tosse ricorrente notturna, analoga alla *"variante tosse dell'asma"*, può anche essere indotta da rinorrea posteriore, sinusite cronica, da reflusso gastro-esofageo e dall'assunzione di inibitori dell'enzima di conversione dell'angiotensina.

c) *Test in vivo*

Effettuato con la tecnica del prick test, utilizzando estratti allergenici standardizzati; il test cutaneo rappresenta l'indagine di primo livello. L' esito rappresenta un elemento indispensabile perché consente di formulare una corretta diagnosi; può suggerire un'eventuale prosecuzione degli esami e, soprattutto, consente di indirizzare l'adozione delle misure di ordine preventivo più efficaci e di operare le scelte terapeutiche più adeguate ed i tempi più opportuni per la loro applicazione.

d) *Test in vitro*

Il dosaggio delle IgE totali riveste scarso significato clinico nella diagnostica allergologica, mentre il dosaggio delle IgE specifiche sieriche è un esame di secondo livello da richiedere in maniera non indiscriminata. Va infatti ricordato, che ai test di laboratorio impiegati in allergologia, non può essere attribuito valore assoluto. Essi vanno valutati criticamente, confrontati con i dati clinico/anamnestici e, solo se c'è concordanza con la clinica, assumono un chiaro significato etiologico.

e) *Studio della funzione respiratoria*

Costituisce lo strumento fondamentale per la diagnosi di asma, l'inquadramento della della severità, la valutazione della risposta ai trattamenti e il monitoraggio nel tempo della patologia. L'ostruzione al flusso aereo è una caratteristica dell'asma ma anche della bronchite cronica e dell'enfisema che rappresentano le malattie ostruttive del polmone più frequenti.Quindi il semplice riscontro di ostruzione bronchiale non costituisce elemento sufficiente per la diagnosi.

I volumi polmonari possono essere facilmente studiati mediante la spirometria. Il parametro che meglio riflette la riduzione dei flussi espiratori, e quindi il difetto di tipo ostruttivo, è il *volume espiratorio forzato nel primo secondo* (FEV1). Si raccomanda di valutare il grado di broncodilatabilità delle vie aeree con le semplici misure del FEV1 e della capacità vitale forzata (FVC) dopo circa 20 min dalla somministrazione di una dose standard di broncodilatatore ad azione rapida e breve. La variazione di uno dei due parametri oltre la loro rispettiva soglia di variabilità naturale è indice di broncodilatazione.

Quando la spirometria risulti normale e si sospetti comunque la presenza di asma, per poter confermare il sospetto diagnostico si può indagare l'esistenza di iperreattività bronchiale. Essa è un'esagerata risposta broncocostrittrice, per la quale le vie aeree tendono a chiudersi con eccessiva facilità e maggiormente, in risposta ad una grande varietà di stimoli endogeni ed esogeni. Possono essere utilizzati sia stimoli farmacologici (istamina o metacolina) che fisici (esercizio, iperventilazione di aria secca, soluzioni non-isotoniche).

Il FEV1 è il parametro più usato perché è semplice da misurare e altamente riproducibile. La sua variabilità spontanea è inferiore al 15% e, pertanto, una sua caduta maggiore è indice di ostruzione bronchiale; in genere per esprimere il grado di iperreattività viene considerata la caduta del 20%.

Diversamente dal FEV1, il picco di flusso espiratorio (PEF) riflette solo in minima parte il calibro delle vie aeree, mentre è sostanzialmente dipendente dallo sforzo. Tuttavia la sua misura è di basso costo e può essere fatta con facilità dal paziente al proprio domicilio. Per i limiti indicati, la sua misura può essere utilizzata per monitorare l'efficacia della terapia o l'andamento della malattia nel tempo, mentre non dovrebbe essere utilizzata, da sola, come strumento diagnostico. Tuttavia, qualora non fosse possibile effettuare gli esami più appropriati, una variazione giornaliera del PEF superiore al 20% rispetto alla migliore misurazione effettuata in precedenza dallo stesso soggetto può essere suggestiva per la diagnosi di asma.

Il test di provocazione bronchiale specifica è da riservarsi a scopi di ricerca o per la conferma diagnostica dell'asma professionale o dell'asma indotto da aspirina.

I valori ottenuti dalla misurazione del PEF e del FEV1 costituiscono, assieme ai rilievi clinici, i parametri di riferimento per la valutazione delle classi di gravità dell'asma adottati dalle società scientifiche internazionali (8).

Gli studi della funzionalità respiratoria nell'asma bronchiale consentono di valutare non solo il grado di ostruzione bronchiale circoscritto al tempo in cui viene effettuata la valutazione, ma permettono anche il monitoraggio nel tempo dell'accelerato deterioramento della funzionalità respiratoria a cui va incontro il soggetto asmatico con l'avanzare dell'età. La responsabilità di queste alterazioni funzionali non è attribuibile solo al processo flogistico, ma anche (o soprattutto) al processo di rimodellamento (aumentato spessore della parete, proliferazione delle cellule della muscolatura liscia e del tessuto connettivale) che interessa tutte le vie respiratorie, in particolare le vie aeree distali.

1.6. TERAPIA

Il trattamento delle allergie respiratorie prevede un approccio integrato:

allontanamento dell'allergene, trattamento farmacologico, immunoterapia specifica, educazione del paziente.

1.6.1. Prevenzione

La prevenzione primaria dell'asma bronchiale si basa sull'applicazione di misure che riguardano soprattutto il periodo prenatale e neonatale e che sono finalizzate a ridurre la possibilità che si instauri una condizione favorevole allo sviluppo di asma bronchiale o all'instaurarsi di una condizione atopica. La prevenzione ambientale deve iniziare già prima della nascita, in quanto è ben documentata l'influenza che il fumo passivo può avere sull'apparato respiratorio nei primi anni di vita, ma è anche difficile distinguere quale sia la quota di responsabilità attribuibile al periodo prenatale e quale al periodo neonatale. Al momento non esiste ancora certezza incontestabile sull'influenza del fumo materno in gravidanza nei confronti dell'induzione di sensibilizzazione allergica. L'inalazione del fumo di tabacco costituisce un importante fattore di rischio sull'evoluzione dell'asma solo nel caso che l'esposizione perseveri anche dopo la nascita.

Approcci interessanti di prevenzione secondaria finalizzati a contrastare l'insorgenza dell'asma prevedono il preservare della fisiologica inalazione dell'aria attraverso le vie nasali, in modo da garantire la migliore qualità dell'aria che raggiunge le vie bronchiali.

La prevenzione terziaria si avvale di misure gestionali che consistono nella sorveglianza dei rischi ambientali e non può essere disgiunta dalla identificazione dei fattori di rischio specifici.

Fondamentalmente possiamo indicare distintamente le misure adottabili nei confronti degli allergeni degli ambienti esterni e quelli adottabili nei confronti degli allergeni degli ambienti interni. La componente allergenica presente nell'ambiente domestico è rappresentata soprattutto da acari, derivati animali e muffe; il letto e il pavimento della camera da letto rappresentano i punti dove si raggiunge la maggiore concentrazione di acari. Tenuto conto che nella camera da letto si trascorre un periodo di tempo compreso tra le 6 e le 10 ore, è raccomandabile che siano messe in atto tutte le misure utili a ridurre la concentrazione ambientale di tali allergeni.

Per quanto riguarda gli **acari**, dobbiamo tenere presente che sono caratterizzati da un ciclo vitale della durata di circa 3 mesi; il problema della profilassi ambientale può essere affrontato tenendo conto di tutti i fattori che influenzano lo sviluppo delle colonie di acari all'interno di abitazioni (Tabella 3).

Per quanto riguarda le **spore fungine**, pur non essendo agevole conseguirne la completa eradicazione da un'abitazione, è possibile individuarne le sorgenti e limitarne la presenza. Una sorgente particolarmente temibile di allergeni fungini è rappresentata da deumidificatori ed impianti di condizionamento; per ridurre il rischio di esposizione a tali allergeni è quindi assolutamente indispensabile rispettare una frequente ed attenta manutenzione. Le più elevate concentrazioni aeree delle spore fungine sono di norma riscontrabili all'esterno delle abitazioni. Le spore di *Alternaria* sono frequentemente responsabili anche di sintomatologia asmatica e sono abbondantemente presenti nella stagione più calda (da metà giugno a metà settembre), in particolare dove si raccolgono cereali oppure frutti o verdure.

L'*Alternaria* colonizza frequentemente su vegetali maturi o addirittura in via di decomposizione e quindi, al fine di ridurre l'esposizione all'inalazione di spore, è consigliabile che i soggetti allergici siano allontanati dalle sedi di raccolta di prodotti vegetali o dai locali dove vengono conservati o lavorati.

In merito agli **allergeni derivati da animali**, i più importanti sono originati da gatto, criceto, cane e cavallo e sono presenti nella forfora, nella saliva, nelle secrezioni e nelle deiezioni. Gli allergeni responsabili delle manifestazioni allergiche ai **cani** e ai **gatti** hanno origine dalle ghiandole sebacee e dalla saliva e sono maggiormente emessi dagli individui maschi non castrati. Gli allergeni del gatto possono essere trasportati in un ambiente confinato dalle persone stesse che lo frequentano, in quanto il ridotto peso delle particelle allergeniche consente loro di aderire agli abiti delle persone, essendo così veicolate a distanza dalla sede dove sono originate. Anche la ventilazione non riesce ad ottenere un'efficace depurazione dell'aria degli ambienti confinati ed è stato da tempo documentato che gli allergeni del gatto persistono a lungo nell'ambiente dopo che è avvenuto l'allontanamento dell'animale. Tuttavia a causa delle implicazioni di ordine emotivo che comporta l'allontanamento di un animale con cui si è creata una consolidata convivenza, si devono mettere in atto le misure più idonee a ridurre l'emissione di allergeni dall'animale. Dal momento che l'attività secretoria delle ghiandole sebacee è testosterone-dipendente, gli animali di sesso maschile liberano una maggiore quantità di proteine allergizzanti, mentre la *castrazione* ne determina la riduzione. Anche il *lavaggio settimanale dei gatti* può contribuire a ridurre la presenza di allergeni nell'ambiente ove l'animale è presente, in quanto rimuove l'allergene già cosparso sul pelo da parte dell'animale e riduce il bisogno, da parte dell'animale, di lavare il proprio pelo.

Per quanto riguarda gli **allergeni pollinici**, non essendo possibile eliminare la presenza completa del polline emesso dalle piante anemofile, le misure preventive si limitano all'adozione di norme comportamentali che devono essere osservate da parte dei soggetti allergici (Tabella 4).

1.6.2. Immunoterapia specifica (ITS)

L'ITS consiste nella somministrazione di un estratto allergenico specifico a dosi progressivamente crescenti, al fine di ottenere una riduzione della sensibilità del paziente verso un determinato allergene. L'ITS è in grado di modificare la risposta dell'organismo all'allergene in causa e, al momento, costituisce l'unico trattamento specifico allergene orientato delle malattie allergiche IgE mediate. La sua efficacia è strettamente legata alla correttezza dell'esecuzione ed ha come obbiettivo principale il miglioramento clinico e, come obiettivi secondari, la riduzione delle probabilità che la reazione allergica si estenda dalle alte alle basse vie respiratorie e che si verifichi un ampliamento della sensibilizzazione allergica nei confronti di nuovi allergeni.

Nella letteratura scientifica è documentata l'efficacia dell'ITS per i seguenti allergeni:

- pollini di Graminacee
- pollini di Betulacee
- pollini di *Ambrosia*

- pollini di *Parietaria*
- acari delle polveri domestiche
- derivati del gatto
- *Alternaria*.

Nella maggior parte dei soggetti vi è persistenza dei risultati anche dopo la sospensione del trattamento, se eseguito per un congruo periodo di tempo; pertanto l'ITS negli allergici produce spesso un miglioramento della qualità della vita.

L'ITS rappresenta un trattamento di fondo a carattere preventivo da cui non si possono attendere risultati immediati o a breve termine, pertanto non si esclude l'impiego anche contemporaneo di una terapia farmacologia. Nella pollinosi l'ITS deve essere iniziata a distanza del periodo di fioritura delle piante o erbe a cui il soggetto è allergico e quindi in assenza di sintomatologia.

Gli estratti allergenici attualmente disponibili sono più efficaci rispetto al passato perché meglio caratterizzati e standardizzati. L'efficacia dell'ITS per via iniettiva e non iniettiva è ormai documentata e, attualmente, la via non iniettiva (sublinguale) deve essere considerata assolutamente sicura e priva di effetti collaterali di rilievo. Il miglior indice di efficacia/sicurezza dell'ITS è conseguibile seguendo le seguenti indicazioni:

- deve essere prescritta dallo specialista e somministrata da un medico specificamente preparato;
- è più efficace nei giovani che negli anziani;
- è più efficace nei soggetti monosensibili;

- deve essere ben evidente il rapporto causale fra esposizione all'allergene specifico e la comparsa della reazione allergica;

- deve essere effettuata in regime di stabilità clinica (nei soggetti con patologia asmatica il FEV1 non deve essere inferiore al 70% del valore predetto);

- la mancata aderenza del soggetto, l'uso di β-bloccanti o l'esistenza di patologie immunologiche costituiscono una controindicazione al trattamento.

1.6.3. Terapia farmacologica

I farmaci a disposizione sono diversi e varie sono le vie di somministrazione. La via inalatoria è da preferire in quanto consente di somministrare il farmaco direttamente nelle vie aeree minimizzando o evitando effetti collaterali sistemici. La scelta tra i diversi farmaci disponibili va condotta in base alla gravità della patologia allergica. Le recenti linee guida indicano l'approccio graduale per step al trattamento farmacologico della rinite e dell'asma (9,8).

Per quanto riguarda la *rinite*, certamente l'utilizzo degli antistaminici rappresenta il primo intervento raccomandato, in quanto ha la possibilità di fare sentire la propria azione a livello di più organi. Quando sia presente l'ostruzione nasale, si può controllare la sintomatologia utilizzando glicocorticoidi inalatori. Se l'ostruzione si presenta con particolare intensità, si può ricorrere, per il breve periodo di pochi giorni, all'impiego di decongestionanti nasali topici, in associazione all'impiego di glicocorticoidi inalatori che costituisce il trattamento di fondo. L'impiego di glicocorticoidi per via sistemica deve essere riservato ai casi in cui non si consegua un buon controllo dei sintomi con i farmaci suddetti.

Le linee guida per il controllo dell'*asma bronchiale* (8) prevedono l'adozione di schemi terapeutici basati sull'impiego di farmaci "controllori" dell'asma e farmaci "risolutori" del broncospasmo. I primi vanno utilizzati in modo continuativo, per il trattamento di fondo, e comprendono i glicocorticoidi inalatori ed i β2-adrenergici a lunga durata d'azione; fra i secondi sono compresi i β2-adrenergici a breve durata, per cui il loro impiego deve avvenire al bisogno.

Cap.2

RAZIONALE DELLO STUDIO

La prevalenza delle patologie respiratorie legate alla sensibilizzazione allergica è aumentata in tutto il mondo durante gli ultimi decenni (13). Studi epidemiologici evidenziano che l'asma bronchiale affligge il 5-30% dei bambini e il 2-30% degli adulti (2,14). Questa ampia variazione tra i diversi studi è dovuta principalmente alla distribuzione geografica differente e consegue anche ai diversi criteri utilizzati. Per quel che riguarda la rinite, che è una patologia molto comune, esistono un minor numero di studi epidemiologici. Alcuni di questi hanno evidenziato che la rinite affligge il 40% della popolazione; nel 30% dei casi è stagionale e nel 10% perenne (15).

Miglioramenti della sensibilità diagnostica possono solo in parte spiegare questo aumento, che è stato attribuito principalmente alla maggiore esposizione a fattori di rischio ambientali e al cambiamento dello stile di vita, ormai definito di "tipo Occidentale" (16). Tra le potenziali spiegazioni di questa variazione, sembra ragionevole considerare le differenze di esposizione agli allergeni che causano i sintomi di queste patologie. Le esposizioni differenti possono determinare un aumento dei sintomi in tre modi: provocando sintomi di gravità maggiore tra persone che sono già sensibilizzate a quegli allergeni; influenzando la prevalenza della sensibilizzazione all'allergene in causa; o attraverso un effetto non specifico sulla

35

prevalenza dell'atopia. A dispetto del complesso rapporto che c'è tra l'esposizione allergenica e la sensibilizzazione, alcuni studi recenti hanno mostrato una chiara associazione tra i livelli di esposizione e la sensibilizzazione all'allergene specifico (17). Nei paesi Occidentali, la popolazione generale è esposta sia a fattori ambientali sia ai comuni allergeni da inalazione in maniera piuttosto precoce; pertanto, la sensibilizzazione avviene prevalentemente nei soggetti giovani (18).

Sono state condotte numerose ricerche su pazienti con varie diagnosi ed esposizioni. Il polline di Graminacee è uno degli allergeni più frequentemente associato ad atopia a livello mondiale. In Europa, è l'allergene che causa più spesso rinocongiuntivite allergica, mentre per l'asma la causa principale sono gli acari della polvere, con al secondo posto i pollini di Graminacee (19,20). Nel nostro studio abbiamo analizzato, nell'arco di tempo che va dal 1992 al 2002, i soggetti affetti da allergopatia respiratoria con positività ad un solo tipo di allergene (monosensibili) allo skin prick test (SPT), per meglio valutare l'evoluzione dell'allergia nel corso degli anni.

Inoltre, si è voluto analizzare il rapporto tra la sensibilizzazione allergica e i sintomi respiratori, rinocongiuntivite e/o asma, e le variazioni dei sintomi e delle positività allo SPT nel corso degli anni.

Cap.3

MATERIALI E METODI

3.1. Pazienti

Tra il 1 Gennaio 1992 e il 31 dicembre 2002, nell'Ambulatorio di Allergologia ed Immunologia Clinica dell'Unità Operativa di Clinica ed Immunologia Medica, sono stati visitati 9252 soggetti per patologia delle alte e basse vie aeree (rinocongiuntivite e/o asma) inviati dal medico curante per sospetta allergia.

La diagnosi di rinocongiuntivite e/o asma è stata posta dopo accurata anamnesi ed esame obiettivo seguendo le principali linee guida sia nazionali che internazionali (8, 21). Per la diagnosi di asma, quando è stato necessario, sono state eseguite prove di funzionalità respiratoria, quale test di provocazione bronchiale aspecifico o spirometria con test di reversibilità, in accordo con le linee guida GINA (8).

Nell'anamnesi di ciascun paziente sono stati in particolare rilevati i seguenti dati: sesso, età, patologia allergica e periodo di insorgenza dei sintomi.

3.2. Skin prick test

Il test è consistito nell'applicazione di una goccia dell'estratto allergenico sulla superficie volare dell'avambraccio e nella puntura, attraverso la goccia, dello strato superficiale della cute con una lancetta sterile dotata di punta da 1 mm (22).

- L' esame è stato eseguito con i principali inalanti: acari della polvere (*Dermatophagoides pteronyssinus* e *Dermatophagoides farinae*),

37

muffe (*Alternaria tenuis* e *Cladosporium*), derivati animali (gatto e cane); pollini di: Graminacee (*Dactylis g.*, *Festuca p.*, *Lolium p.*, *Plheum p.* e *Poa p.*), ambrosia, assenzio, lanciuola, parietaria, Betulacee-Corylacee (ontano, betulla e nocciolo), olivo e cipresso (ALK-Abello SpA), istamina (10 mg/mL) come controllo positivo e soluzione glicerosalina come negativo. La valutazione del grado di risposta cutanea è avvenuta dopo 15 minuti, considerando positivi i pomfi superiori a 3 mm di diametro.

Dei 9252 pazienti visitati per rinocongiuntivite e/o asma, 940 hanno presentato diagnosi di allergia respiratoria e monosensibilizzazione (sensibilizzazione ad un singolo allergene). Questi pazienti sono stati contattati telefonicamente ma solo 42 si sono presentati spontaneamente e, dietro consenso informato, sono stati rivalutati presso il nostro Ambulatorio per una visita di controllo allergologica nel periodo primaverile-estivo 2008.

Cap.4

RISULTATI

I 42 soggetti da noi ricontattati per questo studio, 13 maschi e 29 femmine, con età da 28 a 70 anni, età media 42,9 anni, al momento della loro **prima visita,** erano risultati postivi allo SPT ad un solo tipo o famiglia di allergeni (monosensibilizzati): 21 agli acari della polvere (50%), 11 ai pollini di graminacee (26,1%), 3 a quelli di parietaria (7,1%), 2 a quelli di cipresso (4,7%), 1 all' artemisia (2,3%), 1 alla betulla (2,3%), 2 a quelli di alternaria (4,7%) e 1 al gatto (2,3%) (Fig.4). L'intervallo di tempo trascorso fra la prima e la seconda visita è risultato variare dagli 8 ai 16 anni, media 12 anni.

Le prove allergometriche eseguite durante la visita di controllo **(seconda visita)** hanno dimostrato che 17 soggetti (40,4%) sono rimasti positivi ad un solo allergene (monosensibilizzati), 11 agli acari, 2 alle graminacee, 2 alla parietaria e 1 al cipresso e 1 all'alternaria, mentre 14 (33,3%), 9 positivi alle graminacee, 1 alla parietaria, 1 al cipresso, 1 alla betulla e 1 all'alternaria sono diventati positivi anche ad altri allergeni (polisensibilizzati) e 11 (26%), 9 positivi agli acari,1 al gatto e 1 all'artemisia sono risultati negativi (Fig.5). Dividendo i pazienti nei due gruppi numericamente più rappresentati, in positivi agli acari e in positivi ai pollini di graminacee, si è osservato che 11 (52,3%) dei 21 precedentemente sensibilizzati agli acari della polvere, sono rimasti monosensibilizzati a tale allergene, mentre fra gli allergici ai pollini di graminacee solo 2 (18%) dei precedenti 11 sono rimasti monosensibilizzati. (Fig. 6-7)

Lo stesso fenomeno si può osservare prendendo in esame due categorie, quella dei pollinosici con manifestazioni stagionali e positivi a graminacee, artemisia, parietaria, cipresso e betulla, e quella dei soggetti con patologia presente durante tutto l'arco dell'anno (perenne), a seconda dell'esposizione, positivi cioè agli acari, ai micofiti, ed agli animali. Anche in questo caso vi era una evoluzione delle sensibilizzazioni analoga a quella precedentemente osservata, infatti nei due gruppi sono rimasti monosensibili, 12 dei 24 allergici agli allergeni perenni (50%) e solo 5 (27,7%) dei 18 pollinosici.

Tra gli allergici ai pollini di graminacee, 9 (81,8%), degli 11 precedentemente monosensibilizzati, sono risultati polisensibilizzati al secondo controllo, 4 a 2 allergeni (44%), 2 a 4 allergeni (22%), 2 a 5 (22%) e 1 a 7 allergeni (11%). In genere la sensibilizzazione è risultata estesa ad altri pollini di piante erbacee o arboree (81,8%) e solo in 2 casi è risultata presente una positività anche ad allergeni perenni.

Nei 42 soggetti sono state valutate e confrontate le principali manifestazioni cliniche, relative alla patologia respiratoria, dichiarate alla prima ed alla seconda visita. Al momento della **prima visita** 18 soggetti (42,8%) presentavano rinite, 4 (9,5%) asma bronchiale, 6 (14,2%) rinite e asma, 11 soggetti (26,1%) rinocongiuntivite, 3 (7,14%) solo congiuntivite. (Fig.8) Alla **seconda visita**, invece 8 soggetti (19%) presentavano rinite, 2 (4,7%) asma bronchiale, 8 (19%) rinite e asma, 14 (33,3%) rinocongiuntivite, 2 (4,7%) congiuntivite, mentre 8 (19%) non accusavano più i sintomi manifestati alla prima visita.

Tra i soggetti risultati ancora monosensibilizzati alla seconda visita (n°17), 8 (47%) presentavano rinocongiuntivite, 6 (35,2%) rinite e asma, mentre 3 (17,6%) non manifestavano più alcuna sintomatologia.

Sono stati indagati, in particolare, i pazienti allergici, sia mono che polisensibilizzati, ai pollini (18 soggetti) ed agli allergeni perenni (24 soggetti), per valutare se il tipo di sensibilizzazione influiva sulle caratteristiche sintomatologiche e sulla loro evoluzione.

Alla prima visita i pazienti con pollinosi presentavano in genere una sintomatologia rinitica, in 15 (82%) associata a congiuntivite e in 3 soggetti (16,6%) ad asma, mentre fra quelli con allergia "perenne" 14 (58%) accusavano solo rinite e 7 (29%) rinite ed asma. Alla seconda visita nei polisensibilizzati prevalevano i sintomi rinitici e congiuntivali nell'80% dei soggetti (12 casi), con rinite ed asma solo nel 20%, mentre fra i monosensibilizzati agli acari della polvere (11 casi) prevaleva l'associazione di rinite ed asma nel 63,6% dei soggetti (7 casi).

Dei 42 pazienti che si sono presentati alla seconda visita, 11 sono risultati negativi ai test cutanei; di questi, la maggior parte, 9 soggetti (81,8%), era risultata in precedenza allergica agli acari della polvere con modesta positività cutanea (1+) e con una sintomatologia rinocongiuntivitica (88%). Alla negativizzazione del test cutaneo corrispondeva un netto miglioramento della sintomatologia con remissione della stessa nel 44% dei casi. Il 77,7% (7 soggetti) di questi non aveva effettuato alcun tipo di terapia farmacologia o vaccinica, mentre il 22,2% (2 soggetti) aveva utilizzato solo antistaminici per via orale. Nessuno aveva effettuato terapia vaccinica per gli acari della polvere.

I 42 soggetti sono stati inoltre suddivisi in due gruppi in base alla sede della loro abitazione: 26 soggetti (61,9%) risiedevano nell'area urbana, 16 (38%) in quella rurale. La patologia allergica era più frequente nei soggetti che vivevano in città rispetto a quelli che risiedevano nelle aree rurali; questi ultimi erano, inoltre, in prevalenza monosensibilizzati: 69% (9/13 soggetti), mentre i residenti in area urbana erano prevalentemente polisensibilizzati: 73% (11/15 soggetti).(Fig.10)

Dal punto di vista terapeutico, 31/42 soggetti (73,8%) aveva effettuato terapia solo farmacologica mentre 5 (11,9%) aveva affiancato alla terapia farmacologica l'immunoterapia specifica (ITS), 4 per via iniettiva e 1 sublinguale, per una durata media di 3,6 anni (da 2 a 7 anni). Dei 5 pazienti, 3 (60%) avevano effettuato ITS per acari della polvere e 2 per pollini di graminacee. Dopo ITS, in 3 con manifestazioni oculorinitiche si è ottenuto in uno una remissione della sintomatologia e negli altri due una riduzione dell'intensità delle manifestazioni mentre nei 2 con asma associata alla rinite la sintomatologia non ha presentato miglioramenti. Fra i sottoposti a terapia vaccinica 4 (80%) sono rimasti monosensibilizzati mentre uno in terapia con estratto di graminacee per solo 2 anni, con scarso beneficio clinico, è diventato positivo anche ad altri pollini.(Fig.11)

Fra i pazienti che avevano effettuato solo terapia farmacologica, 14 soggetti (45,1%) erano diventati polisensibili e 13 (41,9%) erano rimasti monosensibili mentre 4(12,9%) si sono negativizzati; in particolare fra i trattati con sola terapia farmacologia, sono rimasti monosensibilizzati 8 (25,8%) erano allergici agli acari della polvere ed 5 (16,1%) ai pollini, mentre i trattati con ITS 3 (60%) erano allergici agli acari e 1 ai pollini (20%).

I pazienti che avevano riferito di essere affetti da asma bronchiale sono stati sottoposti all'ACT (Asma Control Test), uno strumento di misurazione del controllo dell'asma, sviluppato e validato attraverso un processo scientifico.

Trattasi di un questionario con 5 domande molto utile per lo screening ed il monitoraggio dell'asma, rapido e facile da utilizzare. Le domande selezionate sono:

1. mancanza di respiro

2. percezione del "controllo" da parte del paziente

3. uso di farmaci al bisogno

4. limitazioni nelle attività al lavoro/scuola

5. sintomi notturni di asma

Ad ogni domanda corrisponde un punteggio e la somma dei punti ci dà una indicazione sul controllo dell'asma.

Se il punteggio è pari a 25 l'asma è completamente sotto controllo

se è compreso tra 20 e 24 l'asma è ben sotto controllo ma non completamente

se è inferiore a 20 l'asma non è sotto controllo.

I pazienti che, al momento della seconda visita, sono stati sottoposti al test hanno mostrato punteggi inferiori a 20 ed erano allergici agli acari della polvere.

A tutti i pazienti è stato consegnato un questionario: Rhinoconjunctivitis quality of life (RQLQ) sull'impatto della rinite sulla qualità della vita intesa come stato psico-fisico percepito dal paziente. La rinite allergica è infatti associata ad un decremento delle attività fisiche, emozionali e sociali con difficoltà al lavoro e/o a scuola. I sintomi che principalmente disturbano il paziente sono rinorrea, starnuti e congestione nasale ma anche sintomi non-nasali come cefalea, sete e disturbi del sonno. Tale questionario comprende 27 domande (items) divise in 7 gruppi: attività, sonno, problemi generali, problemi pratici, disturbi nasali, disturbi agli occhi ed aspetti emotivi. La risposta del paziente equivale al grado di fastidio che egli stesso percepisce dovuto ai suoi sintomi allergici; i valori sono compresi tra zero, che corrisponde a nessun fastidio, e 6 che corrisponde a moltissimo fastidio.

Cap.5

DISCUSSIONE

Il presente studio è una valutazione dell'evoluzione dell'allergia e della tendenza, in un arco di tempo medio di 12 anni, allo sviluppo di nuove sensibilizzazioni allergiche, della correlazione tra la sensibilizzazione e la patologia allergica. La nostra casistica ha preso in considerazione 42 soggetti monosensibilizzati, che avevano effettuato la loro prima visita allergologica tra il 1992 ed il 2001, i quali sono stati rivalutati con SPT per inalanti durante la visita di controllo avvenuta nel periodo primaverile-estivo del 2008. Abbiamo rilevato che, 14 (33,3%) di tali soggetti hanno manifestato una polisensibilizzazione, 17 sono rimasti monosensibilizzati. Abbiamo pensato di valutare questi soggetti suddividendoli in due categorie principali: gli allergici ai pollini e gli allergici agli acari della polvere. Tra i primi, 9 su 11 che al momento della prima visita erano risultati positivi ai pollini di graminacee, hanno mostrato, durante il nostro controllo, SPT positivi nei confronti di altri allergeni prevalentemente di altre piante erbacee ed arboree, soprattutto lanciuola, composite e polline di alberi. Abbiamo ipotizzato che questo fenomeno fosse dovuto, in parte, ad una similarità strutturale tra proteine allergeniche presenti in differenti pollini di più di una specie e quindi legata ad una cross-reattività tra piante allergeniche dovuta a tre famiglie principali di pan- allergeni, in particolare le profiline, le proteine che legano il calcio (CBPs) e le lipid transfer protein. (23), in parte, ad una predisposizione genetica individuale. Tra i soggetti allergici agli

45

acari della polvere, 11 dei precedenti 21 sono rimasti, invece, monosensibilizzati e 9 hanno mostrato negatività cutanea allo SPT. Alcuni autori affermano che la prevalenza della sensibilizzazione agli acari è fortemente legata al livello di esposizione (25,26). I soggetti che, al momento della prima visita mostravano una modesta positività (1+) per gli acari della polvere (non più comparsa durante la seconda visita) ed una sintomatologia di rinocongiuntivite, sono risultati asintomatici al controllo. Non avevano effettuato alcuna terapia farmacologica ma avevano messo in atto le norme di bonifica ambientale per acari, riducendo al minimo l'esposizione a tale allergene. La diagnosi di allergopatia nei 42 soggetti esaminati, è avvenuta tra i 17 e i 59 anni, dimostrando come l'età media, 30,4 anni, dei soggetti allergici vada progressivamente aumentando in accordo con i dati della letteratura. (24). Per cercare di spiegare tale evoluzione, abbiamo valutato, dapprima, l'intervallo di tempo trascorso tra la prima e la seconda visita, per capire se, dopo un certo numero di anni dalla prima diagnosi, era più facile andare incontro a nuove sensibilizzazioni, ma non si è evidenziata una correlazione, successivamente abbiamo preso in considerazione il fattore età, ma, anche in questo caso, non si è trovata una correlazione. Abbiamo quindi preso in considerazione il tipo di sensibilizzazione, cioè valutato se l'allergene può essere responsabile dell'evoluzione dell'allergia e abbiamo notato come i soggetti allergici ai pollini di graminacee più frequentemente vanno incontro a polisensibilizzazione rispetto agli allergici agli acari della polvere che restano invece monosensibilizzati. Si è evidenziata una correlazione positiva tra la positività all'esame allergometrico e la presenza di sintomatologia, i soggetti monosensibilizzati agli acari della polvere manifestavano sintomi di rinite ed asma mentre nei mono e polisensibilizzati ai pollini prevaleva rinocongiuntivite. Abbiamo messo in evidenza come il tipo di sensibilizzazione potrebbe modificare l'evoluzione dell'allergia respiratoria e anche come il rischio sia più elevato a seconda del tipo di allergene (28). Gli acari della polvere sembrano essere i principali responsabili, a causa dei loro escrementi che vengono liberati nell'aria e che, per le loro dimensioni molto piccole (10-40 micron) vengono facilmente inalate raggiungendo così le basse vie aeree. Si ritiene che nella polvere ambientale si possano rinvenire fino a 100000 particelle fecali/ grammo di polvere. Dopo aver suddiviso i soggetti in base alla loro sede di abitazione, abbiamo valutato se la prevalenza dei disturbi allergici era più frequente in coloro che risiedevano in città rispetto alle aree rurali. I soggetti residenti nelle aree urbane mostravano maggiormente la comparsa di disturbi allergici (l'inquinamento atmosferico urbano incrementa la potenza allergenica dei pollini), con comparsa di polisensibilizzazioni a differenza degli abitanti della periferia che apparivano in prevalenza monosensibilizzati. (27).

In questo studio abbiamo mostrato come la associazione di rinite ed asma prevaleva nei soggetti allergici agli acari della polvere mentre tale prevalenza non mostrava variazioni significative tra i monosensibilizzati ed i polisensibilizzati ai pollini (29). Inoltre, i 4 soggetti allergici agli acari della polvere che presentavano sintomi di rinite ed asma, sottoposti alle domande dell'ACT, hanno tutti raggiunto un punteggio basso dimostrando come l'asma sia una patologia scarsamente controllata. Le cause principali di questo scarso controllo sono:

- diagnosi mancata o tardiva

- inadeguatezza della terapia prescritta

- bassa aderenza da parte del paziente alla terapia e al programma di follow up

- mancato monitoraggio del controllo

- inadeguata comunicazione medico-paziente.

Per quanto riguarda il trattamento farmacologico delle allergie respiratorie, abbiamo notato come la sola terapia sintomatica, farmacologica, non influisce sull'evoluzione dell'allergia, mentre, se effettuata in associazione ad una immunoterapia specifica della durata di un minimo di tre anni , non si assiste alla comparsa di nuove sensibilizzazioni (30). E' necessario, quindi, che il trattamento desensibilizzante sia effettuato nei confronti dell'allergene principalmente responsabile della sintomatologia e per la durata di almeno 3-5 anni. E' l'unico trattamento in grado di modificare la storia naturale della malattia, ha lo scopo di ridurre i sintomi di allergia (e quindi il consumo di farmaci), ma può avere anche effetto preventivo sulla comparsa di nuove sensibilizzazioni. L'efficacia a lungo termine dell'ITS si mantiene anche dopo la sospensione del trattamento (32).

Valutando le risposte date dai soggetti al questionario relativo alla qualità della vita abbiamo messo in evidenza come la rinite, pur non essendo una patologia grave, abbia un impatto non trascurabile sulla produttività lavorativa. I pazienti sono infastiditi dal senso di affaticamento, dalla difficoltà di concentrazione, dalla cefalea e dal malessere generale. Non solo i disturbi direttamente legati alla patologia ma spesso anche gli effetti collaterali del trattamento intervengono nella riduzione della performance. Non sono state rilevate, però, significative differenze tra i pazienti monosensibili e polisensibili in quanto è stata presa maggiormente in considerazione l'intensità del disturbo piuttosto che la durata.

TABELLE E FIGURE

Tabella 1 – Classificazione della rinite allergica

DURATA
• Intermittente Presenza dei sintomi per meno di 4 giorni al mese oppure per meno di 4 settimane consecutive **• Persistente** Presenza dei sintomi per più di 4 giorni alla settimana oppure per più di 4 settimane consecutive
GRAVITA'
• Lieve - Sonno normale - Normale svolgimento delle attività quotidiane, sportive e di svago - Normale attività lavorativa e scolastica - Assenza di sintomi particolarmente fastidiosi **• Moderata-severa (presenza di uno o più dei seguenti stadi)** - Disturbi del sonno - Difficoltà a praticare attività quotidiane, sportive e di svago - Difficile svolgimento dell'attività lavorativa e sportiva - Sintomi particolarmente fastidiosi

Tabella 2 – Classificazione dell'asma bronchiale secondo rilievi clinici precedenti al trattamento

Stadio 1°: Intermittente
• Sintomi presenti meno di una volta a settimana
• Accessi di breve durata
• Sintomi notturni presenti non più di due volte al mese
• FEV1 >80% del predetto o PEF >80% del miglior valore personale
• Variabilità di PEF o FEV1 <20%
Stadio 2°: Lieve persistente
• Sintomi presenti più di una volta a settimana e meno di una volta al giorno
• Accessi che possono interferire con il riposo notturno e le attività quotidiane
• Sintomi notturni più frequenti di due volte al mese
• FEV1 >80% del predetto o PEF >80% del miglior valore personale
• Variabilità di PEF o FEV1 del 20-30%
Stadio 3°: Moderato persistente
• Sintomi quotidiani
• Gli accessi possono interferire con il riposo notturno e le attività quotidiane
• Sintomi notturni più frequenti di una volta alla settimana
• Uso quotidiano di β2-stimolanti ad azione pronta
• FEV1 = 60-80% del predetto o PEF = 60-80% del miglior valore personale
• Variabilità di PEF o FEV1 >30%
Stadio 4°: Severo persistente
• Sintomi quotidiani
• Frequenti accessi
• Frequenti sintomi notturni di asma
• Limitazione dell'attività fisica
• FEV1 <60% del predetto o PEF <60% del miglior valore personale
• Variabilità di PEF o FEV1 >30%

Tabella 3 – Misure di prevenzione ambientale per gli acari della polvere

Consigli per il paziente allergico agli acari

Coloro che presentano allergia verso gli acari, o devono allestire la camera per un neonato con familiarità allergica, devono seguire le norme seguenti:
- Sostituire gli arredi imbottiti, tappeti o tendaggi che possono trattenere polvere, con materiali facilmente lavabili a caldo (oltre i 55° C).
- Rimuovere gli oggetti o giocattoli di peluche, che possono trattenere polvere; se questo non fosse possibile, lavarli frequentemente a temperatura superiore ai 55° C o riporli settimanalmente in freezer per almeno una notte.
- Effettuare la pulizia quotidiana della camera da letto con un panno umido o con aspirapolvere dotato di filtro HEPA, capace di trattenere anche le particelle di piccole dimensioni (2-3 μm).
- Chiudere ermeticamente cuscini, materassi e trapunte in fodere realizzate con materiale che non lasci uscire le particelle fecali (di 2-3 μm) degli acari, ma sia permeabile all'aria e al sudore e sia lavabile a temperatura superiore ai 55° C, con cadenza bi- o trimestrale.
- Effettuare 2 o 3 volte l'anno la disinfestazione con acaricidi su tappeti, mobili imbottiti e moquette.
- Attuare un'accurata e corretta manutenzione dell'impianto di condizionamento (se presente).

Altri interventi successivi:
- Sostituire la pavimentazione in moquette con materiali più facilmente lavabili e dai quali sia più agevole rimuovere la polvere.
- Arredare la camera da letto con mobili caratterizzati da superfici lisce e facili da pulire.
- Rimuovere le tappezzerie ricoprenti le pareti.
- Rimuovere stufe, camini od altri generatori di calore a fiamma diretta.
- Installare impianti di aria condizionata che possano mantenere la temperatura ambiente ad una soglia inferiore a 22° C e l'umidità relativa entro limiti compresi fra 35 e 50%.

Tabella 4 – Misure di prevenzione ambientale per pollinosici

Consigli per il paziente affetto da pollinosi

Per i soggetti con allergia a pollini può essere utile ricordare che:

1) La stagione di pollinazione varia a seconda della zona-geoclimatica presa in considerazione e in questa tende a essere costante ogni anno.

2) E' pertanto preferibile trascorrere le vacanze in località e periodi stagionali in cui sia ridotta l'esposizione a pollini.

3) Le variazioni metereologiche possono tuttavia influenzare l'inizio, la durata e la fine della stagione di pollinazione e soprattutto possono influenzare la quantità di pollini liberati nell'aria e trasportati a distanza.

4) La pioggia tende a ridurre la quantità di pollini presenti nell'aria.

5) E' raccomandabile evitare di tagliare l'erba ed eseguire lavori di giardinaggio nel periodo di fioritura della pianta allergizzante, usare appropriate mascherine per naso – bocca durante i lavori all'aperto.

6) Si deve evitare l'aerazione degli ambienti domestici durante le ore più calde della giornata (quando maggiore è la concentrazione di pollini nell'atmosfera) ed eventualmente usare condizionatori d'aria.

7) E' consigliabile ridurre l'attività sportiva all'aperto, soprattutto in campi o in prossimità di aree verdi.

8) E' preferibile uscire all'aperto nelle ore iniziali della giornata, quando la concentrazione aerea dei pollini è più ridotta ed evitare passeggiate nei prati, in zone ove l'erba è stata tagliata di fresco e gite all'aperto, specialmente nei giorni di sole con vento e tempo secco, durante i periodi di massima impollinazione della pianta a cui si è allergici.

9) Si deve viaggiare in macchina o in treno con i finestrini chiusi. Viaggiare possibilmente in autoveicoli con aria condizionata e filtri di aerazione antipolline puliti.

10) E' raccomandabile portare un copricapo all'aperto e rimuovere i pollini eventualmente imprigionatisi nella capigliatura prima di coricarsi alla sera.

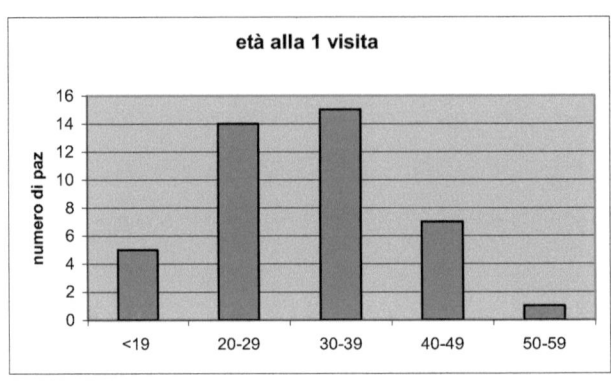

Figura 1: età dei pazienti al momento della loro 1 visita

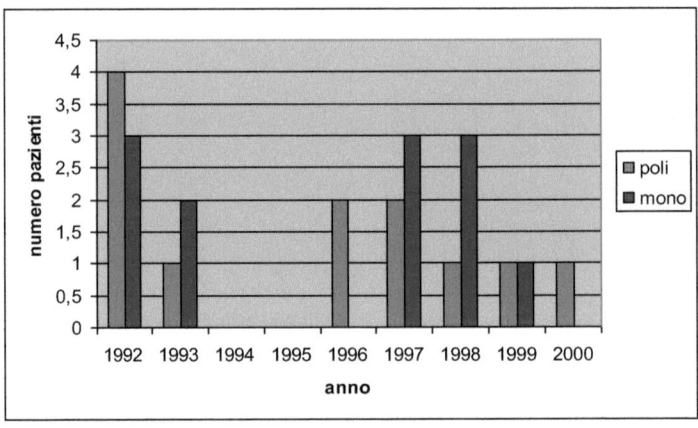

Figura 2: anno della prima visita dei 42 soggetti riesaminati nel 2008

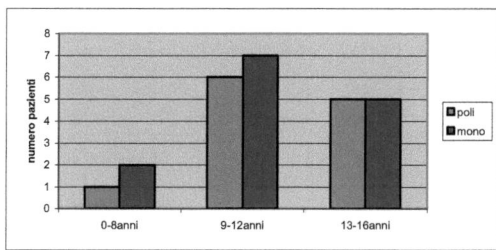

Figura 3: intervallo di tempo trascorso tra la prima e la seconda visita

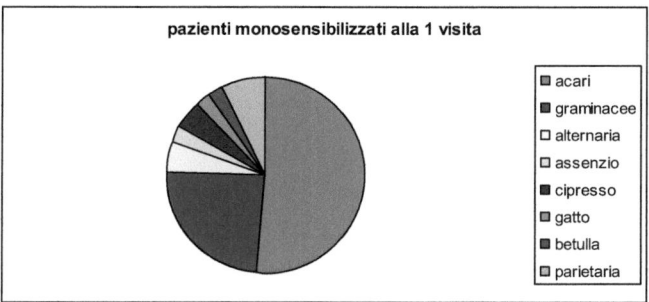

Figura 4: 21 pazienti positivi agli acari 50%, 11 ai pollini di gaminacee 26,1% graminacee, 3 alla paritaria 7,1%, 2 al cipresso 4,7%, 1 all'artemisia 2,3%, 1 alla betulla 2,3%, 2 all' alternaria 4,7% e 1 al gatto 2,3%.

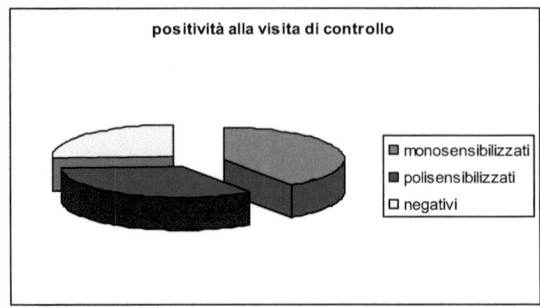

Figura 5: Risultati con lo SPT alla visita di controllo: monosensibilizzati: 40,4%,

polisensibilizzati: 33,3%, negativi: 26%.

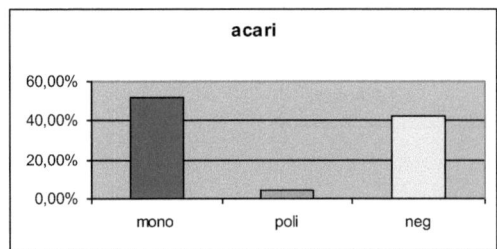

Figura 6: prevalenza di monosensibili tra gli allergici agli acari della polvere

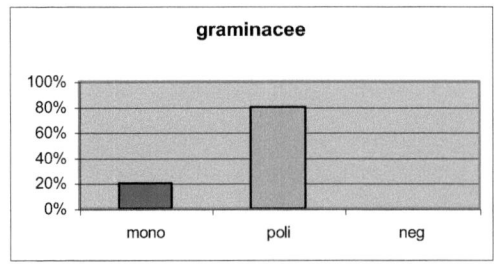

Figura 7: prevalenza di polisensibili tra gli allergici alle graminacee

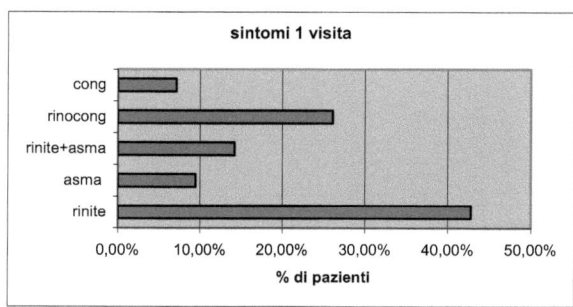

Figura 8: Sintomatologia prevalente al momento della prima visita

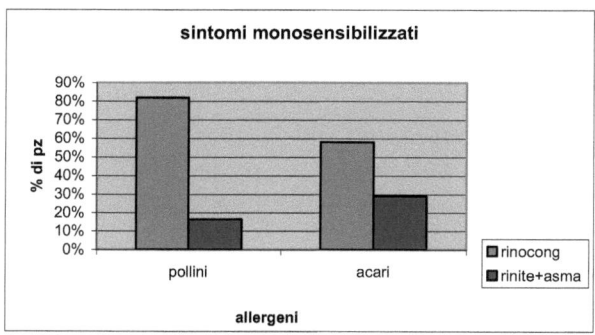

Figura 9: Sintomatologia prevalente nei due gruppi di pazienti monosensibilizzati

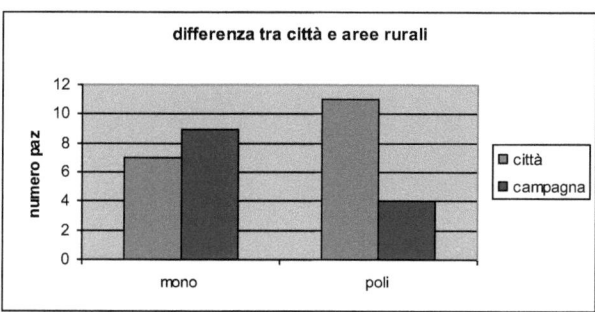

Figura 10: Differenze di sensibilizzazione in base al luogo di residenza

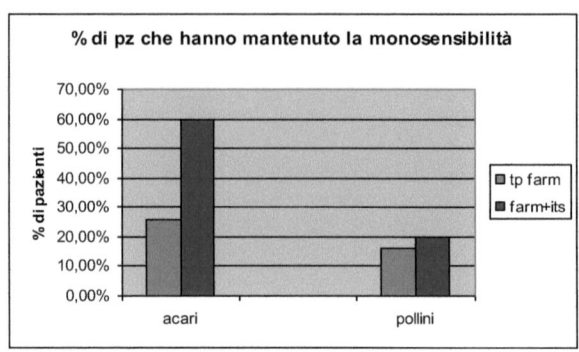

Figura 11: pazienti che hanno mantenuto la monosensibilità effettuando terapia

farmacologia da sola o associata ad immunoterapia specifica.

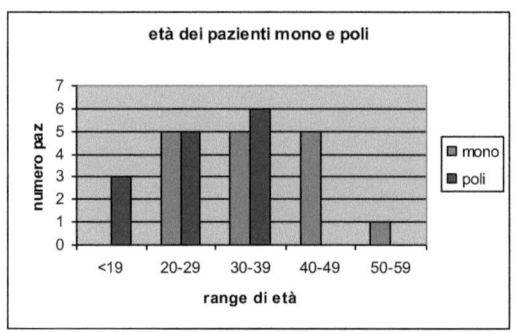

Figura 12: differenze di età tra i pazienti mono e polisensibilizzati

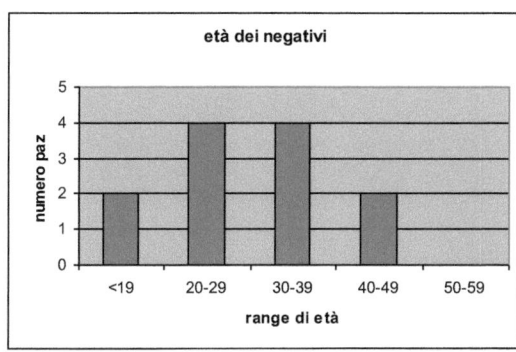

Figura 13: età dei soggetti con SPT negativi alla seconda visita

BIBLIOGRAFIA

1. Burney P, Malmberg E, Chinn S, Jarvis D, Luczynska C, Lai E. The distribution of total and specific serum IgE in the European Community Respiratory Healt Survey. J Allergy Clin Immunol 1997; 99:314-22.

2. The International Study of Asthma and Allergies in Childhood (ISAAC) Steering Committee. Worldwide variations in the prevalence of asthma symptoms: the International Study of Asthma and Allergies in Childhood (ISAAC). Eur Respir J 1998; 12:315-35.

3. Negrini A.C., Negrini S.M. The progressive increase in allergic diseases: interpretative hypotesheses. Gior.It Allergol Immunol Clin 2003 13: 157-165

4. Matricardi PM., Ronchetti R. Are infections protecting from atopy? Curr Opin Allergy Clin Immunol 2002

5. Patafi M., Giannetto L., Minciullo PL., Merendino R.A., Ferlazzo B, Gangemi S. Oral allergic syndrome and cross-reactivity Giorn it Allergol Immunol Clin 2003.

6. D'Amato G., Cecchi L. Effects of climate change on environmental factors in respiratory allergic diseases Clin and Experimental Allergy 2008 38: 1264-1274

7. Romagnani S. Cytokines and chemoattractants in allergic inflammation. Mol Immunol 2002; 38:881-5.

8. Global Initiative for Asthma. Pocket guide for asthma management and prevention. NIH Publication n° 96-365B. Bethesda, MD: National Institute of Health, 1997.

9. WHO Position Paper. ARIA: Allergic Rhinitis and its Impact on Asthma. Bousquet J, Kalthaev N and van Cauwenberge P. Edts. J Allergy Clin Immunol 2001; 108(5 Suppl):S5-S18.

10. Meltzer MD., Javier Szwarcberg Allergic rhinitis, asthma, and rhinosinusitis: diseases of integrated airway. Journal of managed care farmacy 2004

11. Leonardi A., Motterle L., Bortolotti M. Allergy and the eye Clin Exp Immunol 2008 153 Suppl 1:17-21.

12. Passalacqua G., Canonica G.W. Impact of rhinitis on airway inflammation: biological and therapeutic implications Resp res 2001

13. European Community Respiratory Health Survey - Italy. Prevalence of asthma and asthma symptoms in a general population sample from northern Italy. Allergy 1995; 50:755-9.

14. Burney P, Luczynska C, Chinn S, Jarvis D. The European Community Respiratory Healt Survey. Eur Respir J 1994; 7:954-60.

15. Sibbald B, Strachen D. Epidemiology of rhinitis. In: Busse W, Holgate S, editors. Asthma and rhinitis. Boston: Blackwell Scientific Publications, 1995:32-4.

16. Von Mutius E, Martinez FD, Fritzsch C, Nicolai T, Roell G, Thiemann HH. Prevalence of asthma in two areas of West and East Germany. Am J Respir Crit Care Med. 1994; 149:358-64.

17. Murray CS, Woodcock A, Custovic A. The role of indoor allergen exposure in the development of sensitization and asthma. Curr Opin Allergy Clin Imunol 2001; 1:407-12.

18. Evans R. In: Middleton E, Reed CE, Ellis EF, Adkinson NF, Yuninger JW, Busse WW, editors. Allergy. Principles and Practice, 4th edn. St. Louis, MO: Mosby, 1993:1109-36.

19. Emberlin J. Aerobiology. In: Busse W, Holgate S, editors. Asthma and rhinitis, 2nd edn. Oxford: Blackwell Science, 2000:1083-107.

20. Murphy A, Leslie J, Newmann JR, Platts-Mills T. The role of house dust mites and other allergens in asthma. In: Busse W, Holgate S, editors. Asthma and rhinitis, 2nd edn. Oxford: Blackwell Science, 2000:1157-72.

21. Dykewicz MS, Fineman S. Diagnosis and management of rhinitis: parameters documents of the Joint Task Force on practice parameters in allergy, asthma and immunology. Ann Allergy Asthma Immunol 1998; 81:1-97.

22. Malling H-J. Allergen standardisation and skin tests. Methods of skin testing. Position

Paper. Allergy 1993; 48:55-6.

23. Wopfner N., Gruber P, Wallner M., et al. Molecular and immunological characterization of novel weed pollen pan allergens. Allergy 2008 63: 872-881

24. D'Amato G, Spieksma FTM, Liccardi G, Jager S, et al. Pollen-related allergy in Europe. Allergy 1998; 53:567-78.

25. Lau S, Illi S, Sommerfeld C, Niggemann B, Bergmann R, von Mutius E, et al. Early exposure to house-dust mite and cat allergens and development of childhood asthma: a cohort study. Lancet 2000; 356:1392-7.

26. Sporik R, Holgate ST, Platts-Mills TAE, Cogswell JJ. Exposure to house dust mite allergen (Der p 1) and the development of asthma in childhood. N Engl J Med 1990; 323:502-7.

27. Majkowska B., Pelka J., Korzon L., Kozlowska A., Kaczala M., Jarzebska M., Gwardys T.,Kowalski ML. Prevalence of allergy, pattern of allergic sensitization and allergy risk factors in rural and urban children. Allergy 2007.

28. Marogna M., Massolo A., Berra D., Zanon P., Chiodini E., Canonica G.W., Passalacqua G. The type of sensitizing allergen can affect the evolution of respiratory allergy Allergy 2006 61: 1209-1215

29. Antonicelli L., Micucci C., Voltolini S., Feliziani V., Senna G.E.,Di Blasi P., Visona G., De Marco R., Bonifazi F. Allergic rhinitis and asthma comorbidity: ARIA classification of rhinitis does not correlate with the prevalence of asthma. Clinical and Experimental Allergy 2007 37: 954-960

30. Inal A., Altintas DU., Ylmaz M., Karakoc GB., Kendirli SG, Sertdemir Y. Prevention of new sensitizations by specific immunotherapy in children with rhinitis and/or asthma monosensitized to house dust mite. J Investig Allergol Clin Immunol 2007 17(2): 85-91

31. Asero R. Analysis of new respiratory allergies in patients monosensitized to airborne allergens in the area north of Milan. J Investig Allergol Clin Immunol 2005 14(3): 208-213

32. Jacobsen L., Niggermann B., Dreborg S., Ferdousi H.A. et al. Specific immunotherapy has

long term preventive effect of seasonal and perennial asthma : 10-year follow up on the PAT study Allergy 2007 62: 943-948

33. Leinaert B., Neukirch C., Liard R., Bousquet J., Neukirch F. Quality of life in Allergic Rhinitis and Asthma A population-based Study of young adults Am J Respir Criy Care Med 2000 vol 162 1391-1396

34. Baiardini I., Braido F., Tarantini F., Porcu A., Bovini S., Bousquet P-J., Zuberbier T., Demolì P., Canonica G.W. Aria-suggesteed drugs for allergic rhinitis: what impact on quality of life? Allergy 2008

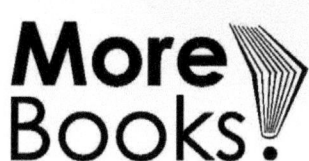
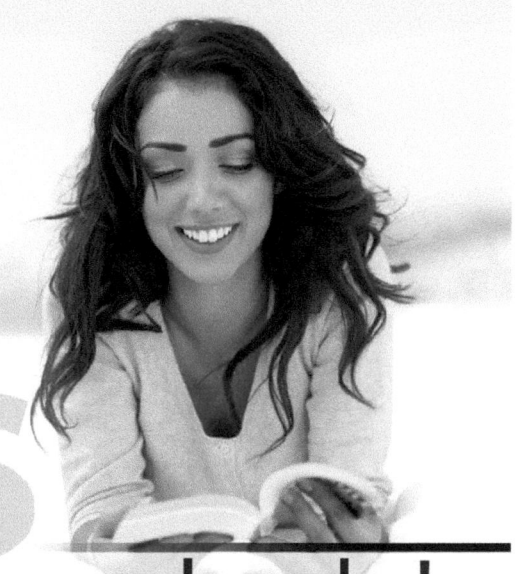 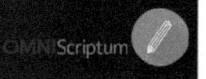

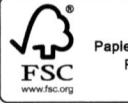

Printed by Books on Demand GmbH, Norderstedt / Germany